Commission supérieure consultative

DU

SERVICE DE SANTÉ

RAPPORT

DE

M. JOSEPH REINACH

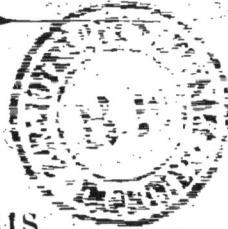

PARIS

IMPRIMERIE DES JOURNAUX OFFICIELS

31, QUAI VOLTAIRE, 31

1915

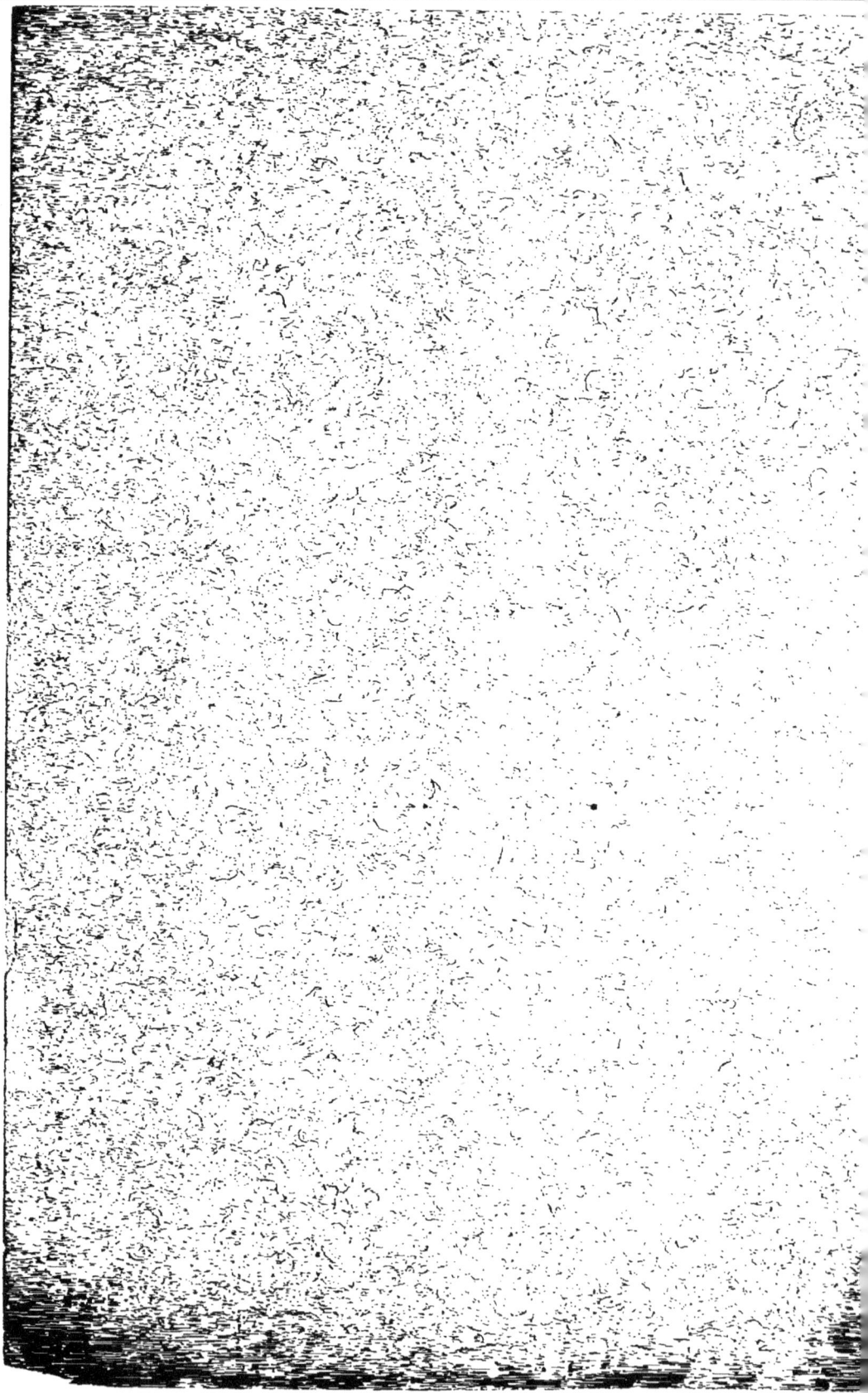

RAPPORT

PRÉSENTÉ

au nom de la Commission supérieure consultative

DU

SERVICE DE SANTE

PAR

M. JOSEPH REINACH

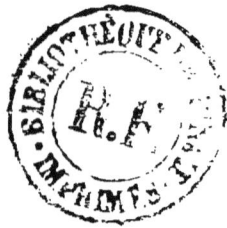

RAPPORT

PRÉSENTÉ

au nom de la Commission supérieure consultative

DU

SERVICE DE SANTÉ

PAR

M. JOSEPH REINACH

Président.

M. de Freycinet, sénateur, ancien président du conseil, président de la commission de l'armée du Sénat.

Vice-présidents.

MM. Léon Bourgeois, sénateur, ancien président du conseil.

Louis Barthou, député, ancien président du conseil.

Membres.

MM. Paul Strauss, membre de l'académie de médecine.

le docteur Landouzy, membre de l'Institut, doyen de la faculté de médecine, membre de l'académie de médecine.

MM. le docteur Léon Labbé, membre de l'Institut, président du conseil supérieur de surveillance des eaux destinées à l'alimentation de l'armée, membre de l'académie de médecine.

le docteur Roux, membre de l'Institut, directeur de l'institut Pasteur, président de la commission supérieure consultative d'hygiène et d'épidémiologie militaire, membre de l'académie de médecine.

le docteur Vaillard, médecin inspecteur général, président du comité consultatif de santé, membre de l'académie de médecine.

le docteur Lachaud, président de la commission d'hygiène publique de la Chambre des députés.

Joseph Reinach, ancien vice-président de la commission de l'armée à la Chambre des députés.

Le Chatelier, professeur au Collège de France.

Sartiaux, ingénieur en chef de l'exploitation de la compagnie du chemin de fer du Nord.

le docteur Hartmann, professeur à la faculté de médecine de Paris, chirurgien des hôpitaux, chirurgien consultant de l'armée.

le docteur Delbet, professeur à la faculté de médecine de Paris, chirurgien des hôpitaux, chirurgien consultant de l'armée.

MM. le docteur Troussaint, médecin inspecteur, directeur du service de santé au ministère de la guerre (ou, en son absence, son délégué).

le colonel Gassouin, chef du 4ᵉ bureau de l'état-major de l'armée.

Secrétaires (avec voix consultative).

MM. Delorme, capitaine d'infanterie territoriale, attaché à l'état-major de l'armée, secrétaire de la commission de l'armée du Sénat.

le docteur Mignot, médecin-major de 2ᵉ classe de l'armée territoriale, de l'état-major particulier du ministre de la guerre.

François Carnot, lieutenant d'artillerie territoriale, de l'état-major du Gouvernement militaire de Paris.

le docteur Heitz-Boyer, médecin-major de 2ᵉ classe de l'armée territoriale, chirurgien des hôpitaux de Paris.

Rossy, officier d'administration du cadre auxiliaire du service de santé militaire.

Paris, le 2 mars 1915.

Monsieur le ministre,

En instituant la commission au nom de la quelle j'ai l'honneur de vous présenter ce rapport, vous avez marqué avec précision son objet et sa tâche : « Rechercher ou compléter les améliorations et les perfectionnements qu'il convient d'apporter au service de santé militaire, sur le territoire national et aux armées. »

Les enseignements des six premiers mois de la guerre, la discussion approfondie de nombreux témoignages écrits et oraux, des enquêtes sur place, nous ont conduits à l'adoption des avis qui font l'objet du présent rapport et qui vous ont été déjà adressés, à leur date, par le président de la commission. Ces avis sont, pour la plupart, relatifs à des questions dont l'importance, considérable déjà par elle-même, grandira encore, avec un inévitable caractère de gravité, le jour où la guerre de mouvement succédera plus généralement à la guerre de position.

C'est la prévision de cette échéance qui nous a déterminés à ne pas attendre la fin de nos travaux pour vous saisir des solutions que nous croyons devoir vous présenter aujourd'hui, et dont il importe de dire qu'elles ont été presque toutes adoptées par la commission à l'unanimité des voix.

Les difficultés que rencontre le service de santé sont considérables à tous les moments de la guerre. Elles s'accroissent nécessairement avec la guerre de mouvement. Elles s'accroissent dans la zone des armées. Elles ne s'accroissent guère moins en arrière de armées.

Le corps des médecins militaires a fait preuve, depuis l'ouverture des hostilités, de toutes ses qualités traditionnelles; du cadre actif ou du cadre complémentaire, militaire ou militarisé, plus d'un a payé, par une mort glorieuse, sa dette à la patrie; plus d'un a été retenu en captivité, en violation du droit le plus certain. Il convient aussi de reconnaître l'effort qui a été déjà fait par le service de santé pour réaliser d'appréciables et incontestables progrès, sous le coup des leçons de l'expérience, dans une guerre sans précédent par son amplitude et sa violence.

C'est cet effort qu'il s'agit de poursuivre et de développer. Les solutions que vous nous avez demandé de rechercher et que nous avons l'honneur de vous soumettre nous semblent de nature à l'accélérer.

Il est à peine besoin de dire, une fois de plus, qu'ici comme ailleurs, les prescriptions ne valent qu'autant que leur application est partout contrôlée, constamment, rigoureusement, selon la lettre et selon l'esprit de la loi ou du règlement, et que, sans souci d'aucune influence et d'aucune considération étrangère au bien du service, soient prononcées les sanctions nécessaires.

AUTOMOBILES

Que les différentes formations sanitaires de la zone des armées soient conservées dans leur organisation actuelle ou qu'elles soient corrigées selon des règles nouvelles que la force même des choses a, d'ailleurs, introduites déjà, sur plusieurs points, dans la pratique, il nous a paru indispensable de vous proposer un accroissement important du service des automobiles sanitaires.

Il n'est pas contestable que les soins donnés aux blessés seront d'autant plus efficaces qu'ils seront plus rapidement donnés, dans des organisations convenablement appropriées et par les mains les plus compétentes.

La longue durée des batailles modernes empêche trop souvent de relever aussi tôt qu'il serait nécessaire, sur les lieux du combat, les blessés dont le nombre a dépassé toutes les prévisions. Ils y ont été laissés souvent, forcément, pendant plus d'un jour.

Il convient de rendre hommage aux brancardiers, aux infirmiers, aux médecins et aux chirurgiens, à tous ceux qui, sous les balles, relèvent les blessés, les transportent aux postes de secours et aux ambulances, leur donnent les premiers soins.

Ce transport s'opère sur des brancards portés à bras, dans des brancards-brouettes, dans des voitures hippomobiles, rarement dans des automobiles légères. La bataille qui ne finit pas. la nature du terrain, ne comportent pas l'utilisation régulière de la traction mécanique. Mais cette utilisation est réalisable, sauf de rares exceptions, à partir de la ligne où sont installées les premières ambulances. Du moment qu'elle est réalisable, elle s'impose.

Dès que le blessé a reçu les premiers soins, il le faut emporter loin des lieux les plus voisins de ceux où il est tombé, où l'action se continue, aux grandes ambulances mobiles, aux centres chirurgicaux dont nous recommanderons l'établissement ou le développement, aux gares et aux hôpitaux d'évacuation.

Plus promptement il sera emporté, plus s'accroîtront les chances d'éviter les complications, les unes mortelles, les autres qui nécessiteront des mutilations, non moins désastreuses pour la société que pour l'individu, par suite de l'envenimement des plaies ou de la gangrène menaçante. Vies précieuses à conserver, membres à conserver, travailleurs valides à sauver, soldats aptes à retourner sur le front : le problème est à la fois redoutable et simple.

Il est redoutable parce que de la rapidité de l'évacuation dépend la vie d'un grand nombre de blessés, et la vitalité peut-être d'un plus grand nombre encore. Dire que le service des automobiles affectées au service de santé n'est, actuellement, que rudimentaire, cela ne serait pas exact. Là où il a été employé, l'utilité en fut surabondamment démontrée. Si, d'ailleurs, les ressources existant peuvent être suffisantes, et elles ne le sont pas toujours, dans les conditions d'une guerre de tranchées, il n'est point contestable qu'elles ne l'ont pas été dans les premiers mois de la campagne ; et il n'est pas douteux qu'elles ne le seraient pas davantage lorsque s'engageront à nouveau de grandes batailles.

Médecins et chirurgiens, tous ceux qui ont acquis leur expérience à une école douloureuse, sont unanimes à considérer que l'accroissement du nombre des voitures automobiles sanitaires, destinées à assurer le transport rapide des blessés, est l'une des améliorations essentielles à réaliser, et à réaliser dans le plus bref délai possible.

Le chiffre de 60 automobiles sanitaires par

corps d'armée, au lieu de 25 à 30, n'a pas été
fixé au hasard par la commission. Il corres-
pond à la contenance moyenne d'un train sanitaire en blessés graves. Il doit permettre le
chargement et le départ de plusieurs de ces
trains à des intervalles rapprochés. Il ne saurait, à notre sens, être abaissé.

Il y a une non utilisation des forces maté-
rielles comme des forces morales. Ce serait
une erreur, dont les conséquences pourraient
être très graves, que de ne pas utiliser au
maximum la traction mécanique pour le transport des blessés.

Il importe, au surplus, de préciser, afin de
répondre à un malentendu qui s'est produit,
que la commission n'a songé à aucun moment,
à suggérer qu'un prélèvement quelconque fût
opéré sur la dotation des autres services de l'armée en automobiles. Elle a indiqué, sur des
constatations et des témoignages concordants
qui lui ont fait de cet avis un devoir impérieux,
qu'il importe de doter sans délai le service de
santé des automobiles indispensables. Elle aurait outrepassé sa mission en ne laissant pas à
l'administration compétente le soin de décider
s'il convient de procéder à cet accroissement
par voie d'achats, ou par voie de réquisitions,
d'aménagements, où de commandes. Cependant elle s'est informée et elle a acquis la cer-
titude, confirmée par les représentants du Gouvernement, que la réalisation du vœu qu'elle
exprime serait facile. La question d'argent
n'existe pas quand il s'agit des blessés.

En conséquence, la commission a exprimé
l'avis que « le service des automobiles, spécialement aménagées pour le transport des blessés et exclusivement affectées à leur évacua-

tion, soit rapidement augmenté, jusqu'à concurrence de 60 par corps d'armée ».

FORMATIONS SANITAIRES CHIRURGICALES
DE L'AVANT

Le règlement actuellement en vigueur, qui a supprimé les hôpitaux de campagne, les a remplacés par des ambulances qui sont toutes du même modèle, ambulances de l'avant comme ambulances de réserve, ambulances divisionnaires comme ambulances d'armée. C'est « le principe de l'interchangeabilité ».

Ces ambulances ont été conçues et équipées de façon à pouvoir assurer indifféremment toutes les tâches, de grande comme de petite chirurgie. Elles constituent tantôt un simple lieu de passage où se complète l'action du service régimentaire, tantôt un véritable hôpital qui s'immobilise et se fait aider par une section d'hospitalisation.

Cet organisme à double fin a été conçu particulièrement en vue d'une guerre de mouvements, où le service de santé se doit adapter à des déplacements répétés.

Il a été constitué un nombre considérable de ces ambulances, ambulances actives et ambulances de réserve.

Les ambulances actives fonctionnent, par exemple, pendant le premier ou les deux premiers jours du combat. Si l'armée avance, elles s'immobilisent avec leurs blessés et, par l'adjonction de la section d'hospitalisation, deviennent, redeviennent, de véritables hôpitaux de campagne.

Cependant, les ambulances tenues en réserve se portent en avant, pour entrer à leur tour en activité, et suivre l'armée dans ses progrès.

Les premières ambulances, ayant évacué leurs blessés pendant leur immobilisation, redeviennent mobiles et succèdent à celles qui les avaient temporairement remplacées.

Cette organisation, d'une souplesse en effet remarquable, et très ingénieuse, a toutefois l'inconvénient de ne pas assurer toujours — de ne pas pouvoir toujours assurer — les soins nécessaires aux hommes atteints de blessures graves.

En effet, ni du point de vue dit « opératoire », ni du point de vue « post-opératoire », les ambulances ne présentent, en raison de leur matériel actuel, toutes les garanties indispensables à la pratique d'une chirurgie qui cherche à conserver ou qui réclame une hospitalisation prolongée.

Aussi a-t-il paru à la commission que ces ambulances de première ligne, qui ont rendu et qui sont appelées encore à rendre, dans des conditions particulièrement difficiles, de signalés services, doivent, pour la raison qui vient d'être indiquée et sauf en des cas exceptionnels, s'abstenir des grandes opérations chirurgicales. Leur rôle opératoire, ce sont des interventions d'extrême urgence, rapides, et qui permettent l'évacuation du blessé.

Le traitement opératoire qu'exigent les blessés graves serait, en conséquence, attribué à des formations sanitaires chirurgicales dont il y aurait lieu de créer une au minimum par corps d'armée, et dont il existe un type déjà connu du service de santé.

Ces formations seraient placées en arrière de la ligne de feu, à l'abri des fluctuations immédiates de la lutte, à une distance qui varierait, selon que la guerre serait de position ou de mouvement, entre 15 et 30 kilomètres.

Destinées exclusivement à opérer, dans les meilleures conditions poss.bles, les grands blessés qui exigent une intervention, sinon immédiate, du moins précoce, ces formations seraient placées sous la direction de chirurgiens de carrière qualifiés, assistés d'une très complète équipe chirurgicale ; elles seraient pourvues d'un matériel opératoire de beaucoup plus complet que celui des ambulances ; et les soins post-opératoires pourraient y être donnés dans des locaux appropriés, notamment dans des tentes appartenant à la formation elle-même.

La sélection des blessés se ferait nécessairement à l'ambulance, les grands blessés devant être emportés rapidement en automobiles à la formation chirurgicale dont elles dépendent ; les autres blessés continuant à suivre, par les gares d'évacuation, la filière actuelle.

Schématiquement, on peut prévoir ainsi le fonctionnement de cette organisation :

La bataille engagée, le médecin chef de l'armée, d'accord avec la direction des étapes et services, fixe l'endroit où la formation devra s'installer. Elle s'y transporte rapidement, en deux heures, avec ses automobiles. Une heure après, elle a dressé sa première tente et est prête à abriter les premiers blessés qui lui viennent des ambulances, également en trois ou quatre heures au plus. Une provision de matériel stérilisé, préparé d'avance, permettra aux chirurgiens de commencer à opérer trois heures après avoir reçu leur ordre d'installation. D'autres tentes pourront être montées jusqu'à concurrence de cinq. Cent blessés gra ves pourront être ainsi hospitalisés en rase campagne. Des ambulances de réserve peuvent être appelées en cas de besoin. Aussitôt opérés, hors du danger immédiat, les blessés devenus transportables seront évacués.

Au cas de recul, la formation, si elle est prévenue à temps, se repliera en emportant si possible tous les blessés et suivra les troupes. Les blessés, qu'elle ne pourra pas évacuer, seront laissés aux ambulances; elle leur pourra abandonner quelques-unes de ses tentes avec le personnel nécessaire et le fourgon qui sert au transport.

La commission, ayant accueilli ces considérations, a émis, en conséquence, le vœu suivant :

« Il y a lieu de créer dans chaque armée, à raison d'une au minimum par corps d'armée, des formations sanitaires chirurgicales, destinées au traitement opératoire d'urgence des blessés graves. Ces formations chirurgicales seront, en période d'immobilisation adjointes au groupe des ambulances organes d'armée. Leurs déplacements seront déterminés, au moment des besoins, par le commandement sur la proposition du médecin d'armée.

« Chaque formation comprendra :

« 1° Une salle d'opérations automobile, type Marcille ;

« 2° Une section d'hospitalisation composée de cent lits et de cinq tentes à double paroi, le tout transportable sur automobile.

« Son personnel sera composé de :

« 1° Un chirurgien chef choisi parmi les chirurgiens de carrière les plus qualifiés. Le chirurgien chef aura la surveillance chirurgicale des ambulances du corps d'armée ou de la division auxquels sa formation se trouvera affectée :

« 2º Un chirurgien en second choisi parmi les prosecteurs ou chefs de clinique ;

« 3º Trois aides choisis parmi les internes en exercice ou les anciens internes et, de préférence, parmi ceux qui sont ou ont été aides d'anatomie ;

« 4º Un officier d'administration ;

« 5º Un infirmier-major ;

« 6º Infirmiers. »

LES TRAINS SANITAIRES

L'évacuation par la voie ferrée commence à la gare d'évacuation où le blessé a été amené de l'ambulance ; elle finit à l'arrivée du blessé dans la ville du territoire où il sera hospitalisé jusqu'à sa guérison. Elle comprend, dans ce long trajet, deux étapes bien distinctes : avant et après la gare régulatrice ; la première correspondant à la zone des armées, et la seconde à la zone de l'intérieur.

Vous avez précisé, M. le ministre, en inaugurant nos travaux, l'importance des divers problèmes « qui concernent le transport de la masse des blessés au lieu où ils devront être hospitalisés », et, notamment, celle « de la question des trains sanitaires, qui s'était posée, à ce propos, d'une façon aiguë ».

Bien que les services compétents, service de santé et bureau des chemins de fer, aient réalisé depuis plusieurs mois dans l'évacuation des blessés de considérables et très heureux progrès, la commission croit devoir vous signaler quelques autres améliorations dont l'intérêt ne vous échappera pas, et elle exprime l'avis que le nombre des moyens de transport soit encore accru.

1° *Évacuation par la voie ferrée dans la zone des armées.*

Il a paru indispensable à la commission de considérer pour cette première étape deux cas différents : celui des évacuations dans l'intervalle des grands engagements, et celui des évacuations intensives.

A. *Période d'évacuations ordinaires.* — Le règlement prévoyait pour la première étape, qui s'étend des gares d'évacuations de l'avant jusqu'à la gare régulatrice, l'emploi de deux modes de transport : soit des trains de ravitaillement quotidien revenant à vide, soit, lorsque le nombre des évacués est considérable, des trains sanitaires poussés jusqu'à l'avant, à condition que leur circulation se trouve possible au milieu des trains de vivres et de munitions.

La pratique de la guerre et, plus particulièrement, de la guerre de tranchées, a conduit à adopter une troisième solution : celle d'un train de « ramassage quotidien des blessés », « train-navette » partant chaque jour à la même heure des gares d'évacuations de l'avant pour atteindre à une heure à peu près fixe la gare régulatrice, où les blessés trouveront les trains sanitaires se rendant à l'intérieur.

Ce train nouveau fonctionne actuellement dans presque toutes les armées, et il y fonctionne dans des conditions très satisfaisantes, que les délégations de la commission ont constatées sur différents points.

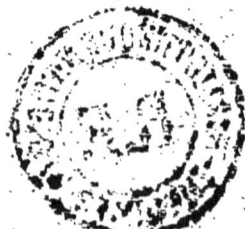

Le manque de surveillance médicale, infirmière, hospitalière, avait provoqué des plaintes très vives; il y a été résolument porté remède. Les trajets étaient très longs, ils seront très courts.

Le train est composé de wagons spécialement aménagés pour les blessés tant couchés qu'assis; il est pourvu du personnel médical nécessaire : un wagon-cantine du modèle de la ville de Paris ou du syndicat de la presse y est souvent, y devrait toujours être accroché.

Ce train ramène aisément quatre cents blessés ou malades ; il peut, au besoin, être doublé.

Cette solution d'un train quotidien d'évacuation, ramenant les blessés jusqu'à la régulatrice, s'est donc montrée excellente pour les périodes d'évacuation peu intensives; elle a même supporté l'épreuve d'évacuations nombreuses après des engagemnnts violents, mais passagers.

B. Par contre, pour des *évacuations intensives et prolongées*, cette solution ne saurait suffire.

La commission a déjà indiqué combien elle s'associe à la constante préoccupation du gouvernement et du commandement, en ce qui concerne le retour inévitable à la guerre de mouvements, et elle a tenu à prévoir l'éventualité de l'évacuation, après une grande bataille de plusieurs jours, de très nombreux blessés. Il lui est apparu que dans ce cas, mais dans ce cas seulement, il conviendrait de remettre en mouvement des trains de ravitaillement quotidien en retour, trains qui sont assurés de passer quoi qu'il arrive.

Ces trains seront, d'ailleurs, rendus très satisfaisants pour le transport des blessés, sans

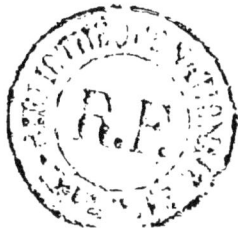

2

aucun des inconvénients qui ont été précédemment signalés, aux conditions suivantes :

1° Application stricte des dispositions réglementaires comportant :

a) L'accompagnement par un personnel comprenant des médecins et des infirmiers (et au besoin des infirmières);

b) L'aménagement de quelques wagons pour blessés couchés, au moyen de brancards sur appareils de suspension, cet aménagement étant, quand il est possible, fait d'avance ;

2° Litière de paille fraîche et abondante dans les autres wagons, régulièrement et rigoureusement nettoyés;

3° Wagon-cantine permettant de ravitailler les évacués et de leur donner les premiers soins ;

4° Interdiction absolue, d'ailleurs prescrite formellement par le règlement, de ne jamais faire dépasser à ces trains de fortune la gare régulatrice où doivent se trouver, en nombre suffisant, les trains sanitaires ;

5° Il y aura un intérêt essentiel, comme il sera indiqué dans un autre article, à rapprocher du front cette gare de départ des trains sanitaires, véritable gare sanitaire dissociée de la gare régulatrice militaire, sous réserve, bien entendu, que les conditions techniques d'exploitation des voies ferrées le permettront.

Si toutes ces conditions sont scrupuleusement observées, ces trains sanitaires de fortune, constitués par les trains de ravitaillement quotidien, pourront, au moment d'une guerre de mouvement, rendre des services considérables et ne sauraient donner lieu à aucune des réclamations et protestations que leur emploi avait précédemment provoquées.

Il est inutile d'ajouter que, même dans cette période, il conviendra d'employer des trains sanitaires poussés jusqu'à l'avant, sous l'évidente réserve des disponibilités des voies ferrées dans une période d'activité militaire intense.

En résumé, la commission préconise la formule suivante :

En période normale d'évacuation : trains de ramassage quotidien ;

En période d'activité intensive : trains sanitaires poussés en avant, si possible, et trains de ravitaillement quotidiens en retour, pourvus du personnel et du matériel suffisants.

2° Évacuation par la voie ferrée à partir de la gare régulatrice.

L'évacuation, dans cette seconde étape, doit toujours s'effectuer, conformément au règlement, dans des trains sanitaires.

Ces trains, au début de la guerre, étaient de deux types :

5 trains permanents pourvus de lits avec draps et destinés aux blessés les plus graves.

Une centaine de trains improvisés avec wagons de marchandises aménagés au moyen d'appareils spéciaux pour les brancards destinés aux blessés couchés.

Ces deux types de trains ne transportaient que des blessés couchés, les blessés légers, susceptibles de voyager assis, devant être transportés dans des trains de voyageurs constitués au moment du besoin.

Outre leurs mauvaises conditions de suspension, de freinage, d'éclairage, de chauffage, dues à l'emploi de wagons à marchandises, les trains improvisés, qui n'étaient pas intercommunicants, et dont chaque wagon ne transportait que 12 blessés, ne permettaient qu'une surveillance médicale tout à fait insuffisante.

Il a été réalisé, depuis, deux nouveaux types principaux de trains :

1º Trains à intercommunication totale où les médecins et les infirmiers peuvent circurle d'un bout à l'autre, tout au moins dans la rame destinée aux blessés couchés;

2º Trains à intercirculation partielle, où la communication n'existe que de compartiment à compartiment au moyen du couloir latéral.

a) Ce second type de train, dit semi-permanent, a été réalisé le premier. 90 de ces trains circulent actuellement. Ils sont exclusivement formés de voitures à voyageurs, bien suspendues, bien freinées, bien éclairées, bien chauffées. L'emploi de wagons couloirs permet la communication de compartiment à compartiment, et un groupement de 40 à 50 blessés.

Les blessés couchés sont étendus sur des brancards qui pénètrent directement dans les wagons.

Chacun de ces trains comprend un wagon-restaurant ou un wagon-tisanerie et une salle de pansements. Ils peuvent contenir de 400 à 500 blessés;

b) Les trains à intercirculation totale sont de deux types :

1º Le premier type a été réalisé au moyen de voitures à voyageurs dont l'aménagement intérieur a été enlevé et où sont installés des appareils à suspension pour brancards.

Comme peu de wagons se prêtent à cette transformation, il n'a pu être constitué encore

que dix de ces trains, avec voitures spécialement aménagées — voitures de la compagnie
de l'Est, dites de la Meuse (1) ;

2° Le second type à intercommunication totale est réalisé par l'association de grands
fourgons de trains express et de voitures à
voyageurs. Quand l'intercommunication n'a pu
être réalisée pour tout le train, elle l'a été tout
au moins pour la rame de fourgons destinés au
transport des blessés couchés. Ces fourgons
sont aménagés au moyen de brancards sur
appareils de suspension. Ils ont, sur les wagons
à marchandises, tous les avantages de la suspension, du freinage et de l'éclairage.

Des trains de ce modèle circulent actuellement sur tous les réseaux ; 45 trains seront en
mouvement dans quelques jours (2).

En résumé, il y aura, le 10 mars, en circulation :

50 trains à intercommunication partielle (3) et
45 trains à intercommunication totale (4), auxquels il convient d'ajouter les 5 trains sanitaires
permanents, dont la commission, à raison de
leur installation tout à fait spéciale et de leur
confort, souhaite l'affectation au transport des
blessés les plus graves, depuis les formations
hospitalières de la zone des armées, où ces
blessés auront été déjà traités, jusqu'aux hôpitaux de l'intérieur où ils devront achever leur
guérison.

Il convient d'observer ici que, lorsqu'il est

---

(1) Ils contiennent de 400 à 500 blessés dont
100 couchés.
(2) Ils peuvent emporter de 300 à 400 blessés,
dont plus de 100 couchés.
(3) A 500 places, 45,000 places.
(4) A 300 places, 13,500 places.

question du nombre des trains sanitaires que réclame l'évacuation des blessés, le nombre de leurs places, produit de la multiplication du nombre des compartiments par celui des places, est supérieur de beaucoup, au moins du tiers, parfois de moitié environ, au nombre des blessés d'une seule bataille, même de plusieurs jours, sur un front d'une immense étendue.

En effet, les lieux d'hospitalisation des blessés étant disséminés sur toute l'étendue et, pour un très grand nombre, aux extrémités du territoire (régions méditerranéennes et régions voisines des Pyrénées et de l'Océan), le voyage aller et retour d'un train de blessés ne s'effectue qu'en plusieurs jours. Il faut tenir compte de la lenteur même du voyage à l'aller, car le train ne circule jamais à grande vitesse, et de la remise du train en état après le débarquement des blessés, et du ralentissement général de la marche, au retour comme à l'aller, en raison de l'encombrement des lignes, et de la nécessité, commandée par l'intérêt de la défense nationale, de faire passer d'abord les trains militaires de renfort et les trains de ravitaillement.

Ainsi, un train de blessés ne revient souvent à sa gare régulatrice qu'au bout de six à huit jours.

La sagesse consiste donc à avoir approximativement un double jeu de trains sanitaires.

Les trains ci-dessus énoncés comportent environ 60,000 places. Ce chiffre ayant été jugé insuffisant par le ministère de la guerre, si considérable qu'il soit, il avait été mis en réserve 50 anciens trains improvisés à wagons de marchandises, dans la prévision d'évacuations intensives.

Ces trains comportent environ 20,000 places.

La commission a pensé qu'il convenait d'accroître encore le nombre des trains sanitaires pour parer aisément à toutes les éventualités. Mieux vaut prévoir, quitte à recevoir des faits un heureux et, d'ailleurs, probable démenti que d'être pris par surprise.

L'état-major et le service de santé, après un examen approfondi de la question, se sont mis d'accord pour une solution qui a été exposée en détail dans une note du 4ᵉ bureau. Cette note a été communiquée à la commission. La solution consiste à réarmer, dans les conditions précédemment indiquées, les cinquante trains sanitaires qui avaient été désarmés en décembre et à en augmenter la capacité, par la substitution d'un certain nombre de voitures à voyageurs pour blessés assis à un nombre égal de voitures à marchandises pour blessés couchés. Il convient d'observer que la capacité des gares ne permettra peut être pas l'utilisation de tous ces trains. C'est là un cas d'espèce qui dépend des lignes (à simple ou à double voie) et des gares désignées pour les évacuations (1).

La commission émet l'avis que cette solution soit adoptée.

---

(1) Voici le passage essentiel de la note du ministère de la guerre (4ᵉ bureau) : « Après examen approfondi de la question, l'état-major de l'armée et le service de santé estiment que la meilleure solution se trouverait dans l'augmentation de la capacité des 50 trains improvisés, actuellement en réserve, en y substituant un certain nombre égal de voitures à voyageurs pour blessés assis à un nombre égal de voitures à marchandises pour blessés couchés. On aurait ainsi, d'autre part, l'avantage de ne plus avoir

Enfin, en ce qui concerne le service sanitaire des trains (dont l'accroissement nécessiterait l'emploi d'un personnel supérieur à celui dont peut actuellement disposer le service de santé), la commission est d'avis qu'une collaboration très utile pourrait être demandée à des équipes d'infirmières volontaires des sociétés de la Croix-Rouge. Une proposition de ces sociétés, tendant à organiser ces équipes sous l'absolu contrôle de l'autorité militaire, a été accueillie favorablement, en principe, il y a quelques mois, par le ministère de la guerre.

Ce contrôle absolu de l'autorité militaire s'impose à tous les égards et, d'abord, dans l'intérêt évident de la défense nationale elle-même

Dans des conditions précises à déterminer pour chaque formation par les autorités responsables et sous le même contrôle, il pourrait

de ces trains mixtes suivant le vœu émis par plusieurs membres de la commission.

Dans ces conditions, chaque train improvisé comprendrait 20 wagons pour blessés couchés, soit $20 \times 12 = \ldots\ldots\ldots\ldots\ldots$ 240 places
et 10 voitures à voyageurs à 40 places, soit $40 \times 10 = \ldots\ldots\ldots\ldots$ 400 —

et $\ldots\ldots\ldots\ldots\ldots\ldots$ 640 places au total, soit pour 50 trains, $50 \times 640 = 32,000$ places.

Leur contenance actuelle est de $50 \times 380 = 19,000$; le gain serait donc de 13,000 places et le nombre total des places disponibles se trouverait porté à $77,000 + 13,000 = 90,000$.

Enfin, on compléterait, s'il y avait lieu, au moment du besoin en constituant quelques trains de voitures à voyageurs pour blessés assis; il suffirait de 8 de ces trains pour porter à 100,000 le nombre des places.

être fait également appel pour le service sanitaire des trains à des équipes d'infirmières de l'assistance publique et des différents hôpitaux de Paris et du territoire.

RÉGULATRICES SANITAIRES

La gare régulatrice est une étape capitale dans l'évacuation des blessés par voie ferrée, puisqu'elle est à la limite de la zone des armées, où il pourra être employé encore, à de certains moments, des trains de fortune, et de la zone de l'intérieur, où tous les trains doivent être de fait sanitaires.

Il y a donc tout intérêt pour les blessés à diminuer la durée de leur passage ou de leur séjour dans la première zone. On l'a diminuée déjà dans plusieurs secteurs, spontanément, officieusement pour ainsi dire, en rapprochant du front la partie sanitaire de la gare régulatrice dont la partie militaire ne saurait, par contre, être déplacée.

C'est sur la généralisation de cette pratique que la commission croit devoir appeler toute l'attention du ministre de la guerre.

L'avantage de cette dissociation entre la régulatrice militaire et la régulatrice sanitaire est double.

Elle décongestionne, d'une part, la régulatrice devenue un organisme énorme, encombré par la réunion de multiples services. Le départ, l'éloignement de la partie sanitaire facilitera toutes les besognes militaires.

Elle n'est pas moins favorable au traitement des blessés et des malades, étant bien entendu qu'il s'agit de rapprocher du front la seule partie sanitaire de la gare.

La gare régulatrice militaire est située, le plus souvent, à 100 kilomètres de la ligne de feu, et, quelquefois, plus loin encore, à 120, à 150 kilomètres.

La gare régulatrice sanitaire devra être rapprochée de la ligne de feu d'environ 50 à 60 kilomètres. Elle constituera ainsi une gare de groupement central des blessés; éventuellement, elle pourra être, elle-même, scindée en deux ou trois sous-régulatrices sanitaires, ou gares de groupement secondaires de blessés.

Dans la régulatrice sanitaire ainsi rapprochée de l'avant, les blessés venant des ambulances et des gares d'évacuation trouveront, beaucoup plus tôt, les soins de seconde urgence, si souvent indispensables, décisifs.

Au cas où les nécessités de la guerre obligeront d'avoir recours jusqu'à la gare régulatrice à des trains de fortune, cette première période de l'évacuation par voie ferrée sera plus courte pour les blessés, avantage considérable, si sérieuses que doivent être les améliorations apportées aux trains improvisés.

Mais la régulatrice sanitaire (ou les sous-régulatrice dont il vient d'être question) ne pourra produire tous ses effets favorables qu'à la condition d'être toujours pourvue d'un organisme sanitaire très développé, organisme dont le noyau existe déjà dans les hôpitaux d'évacuation de l'armée.

Chaque armée, comme on sait, comprend, en effet, plusieurs hôpitaux d'évacuation dont le rôle général est d'embarquer les blessés et les malades dans les trains d'évacuation, après les avoir triés et après avoir hospitalisé les plus gravement atteints.

Ces hôpitaux peuvent être disséminés le long

de la voie ferrée dans la zone des armées ; en fait, l'un d'eux est toujours placé à la gare régulatrice.

Il a paru à la commission que cet hôpital d'évacuation de la régulatrice, ainsi situé au débouché de toute une armée, doit comporter une organisation et des fonctions spéciales. Il lui a semblé avantageux de constituer là le centre régulateur sanitaire de chaque armée et d'y réaliser l'un de ces points de décision dont l'importance essentielle a été si souvent signalée. Quelques « points de décision », bien choisis, bien placés, pouvant être au besoin mobiles, d'où partent dans des directions bien précises et où aboutissent les mouvements, c'est la solution d'une grande partie du problème sanitaire.

Le centre régulateur sanitaire, dont la commission recommande la création ou plus exactement la généralisation officielle, sera, pour et dans la zone des armées, le point de décision final. Les blessés ne le quittent que pour la zone de l'intérieur.

Cette organisation est nécessairement subordonnée aux conditions qui ont été indiquées par le bureau des chemins de fer : gare possédant plusieurs voies de garage, lignes d'accès pouvant suffire au mouvement des convois sanitaires.

Il ne suffirait pas de donner à l'hôpital de la régulatrice le personnel habituel de tout hôpital d'évacuation : il faudra, de toute nécessité, y affecter un personnel chirurgical d'une très haute compétence et nombreux, homogène, destiné à acquérir très vite par la vie commune une forte discipline de travail. Ce personnel comprendrait une série d'équipes diri-

gées par une hirurgien de carrière et composées
de trois ou quatre aides, internes ou anciens
internes.

Ces équipes seraient chargées, d'une part,
de la « grande chirurgie de seconde urgence »,
chirurgie destinée à sauver de très nombreux
blessés, grands blessés ou blessés dont la situation s'est aggravée — et, d'autre part, avant
leur embarquement, de l'inspection et du contrôle de tous les blessés évacuables.

Ainsi serait complétée et plus rigoureusement, plus scientifiquement, plus pratique-
ment organisée, en bordure de la zone militaire, cette grande zone d'hospitalisation chirurgicale qui est le filtre entre la zone des
armées et la zone de territoire.

La commission exprime également l'avis qu'il
soit attaché à la régulatrice sanitaire, sous la
direction d'une infirmière chef, des équipes
permanente d'infirmières, destinées à donner
leurs soins aux blessés évacués de l'avant et à
fournir des équipes aux trains sanitaires, au
cas où les infirmières y seraient admises,
comme dans les trains anglais et américains
où elles rendent les plus grands services.

UTILISATION DES COMPÉTENCES

Une décision ministérielle, à la date du 12 décembre 1914, porte que les chirurgiens de
carrière seront désormais répartis dans les formations sanitaires de l'armée de telle façon
que leur compétence reconnue soit utilisée au
mieux des intérêts des blessés.

La société médicale des hôpitaux de Paris, en
félicitant le ministre de la guerre d'avoir pris
cette décision, exprima aussitôt le vœu que

cette sélection fût également appliquée aux
médecins et aux divers spécialistes — ophtal-
mologistes, laryngologistes, dentistes, etc. —
suivant les besoins des services et, plus particulièrement encore, dans les hôpitaux et ambulances en voie d'organisation.

La commission s'est associée à tous les termes de ce vœu. Elle a pensé que la décision du
12 décembre serait d'autant plus efficace que
l'utilisation des compétences serait déterminée
avec plus de précision.

Sur le principe fondamental dont il s'agit de
déduire les conséquences, aucun doute. Les
chirurgiens aux formations de blessés; les
médecins aux formations de malades; les spécialistes dans des centres spécialisés et partout
où leurs concours est utile.

Soit qu'ils aient été surpris par l'attaque
brusquée de l'Allemagne, soit que la question
des affectations, si simple qu'elle soit en principe, ait eu, elle aussi, besoin d'être élucidée
par l'expérience, les médecins d'armée n'ont
pas toujours procédé au début de la guerre.
lors de la mobilisation des chirurgiens et des
médecins du cadre de complément, à la répartition des compétences qu'il eût fallu.

De là, de douloureuses et coûteuses erreurs.
lorsque le chirurgien expérimenté, le chirurgien
de carrière, faisait défaut à la formation où ar-
rivaient en grand nombre les hommes les plus
gravement blessés. De là aussi, après une en-
quête formellement concluante, la décision
ministérielle du 12 décembre 1914.

La page est tournée. Il ne s'agit plus aujour-
d'hui que de travailler à l'œuvre rationnelle
dont la nécessité est manifeste. Il la faut réaliser d'urgence. Il est impossible d'admettre que

des événements, cette fois prévus, ramènent, partout où n'aurait pas été réparée l'erreur dûment constatée, les faits regrettables qui précédemment, étaient apparus comme la conséquence fatale de l'erreur.

La chirurgie aux armées est la charge la plus lourde qui puisse incomber à un chirurgien. Il exerce un pouvoir discrétionnaire. Il ne relève que de lui-même. S'il a des doutes, il ne peut pas conseiller ou réclamer une consultation. Il doit se décider vite. Il doit agir vite. S'il se trompe, il n'a à répondre que devant sa conscience.

La résolution de remettre partout les hommes et les choses à leur place, implique l'affectation aux différents postes sanitaires où seront soignés et hospitalisés les blessés, des chirurgiens de carrière que désignent plus particulièrement leur science et leur expérience.

Ce sont ces chirurgiens de carrière qu'il faut retirer de celles des formations où ils sont restés trop souvent inutilisés pendant de longs mois, se consumant dans une pénible inaction, pour les affecter aux postes où il est logique, rationnel qu'ils exercent leur art.

On pourrait concevoir une organisation des services de santé militaires qui ferait appel aux capacités civiles, investies, en conséquence, des attributions indispensables à l'exercice de leur art aux armées. Ce sera peut-être l'œuvre de la paix de créer cet organisme nouveau. Le devoir, en temps de guerre, c'est d'aller au plus pressé, en accommodant aux nécessités la machine qui existe et qui fonctionne.

La commission ne saurait trop insister sur la nécessité d'appliquer, dans son esprit comme dans sa lettre, l'arrêté du 12 décembre. Il convient, comme il a été déjà dit, de hâter très activement le mouvement. Il faut, à cet effet, déterminer d'abord. avec le plus d'exactitude possible, les postes, les emplois où les différents chirurgiens de carrière doivent être employés pour y rendre le plus de services.

La réforme s'impose d'autant plus que, depuis l'ouverture des hostilités, nous n'avons guère connu ce qu'avant la guerre on aurait appelé la forme normale de la guerre. Nous avons eu d'abord la retraite, c'est-à-dire l'événement le plus défavorable au fonctionnement régulier du service de santé : puis. le siège, et encore une forme particulière de siège, la guerre de tranchées. Il s'agit d'être prêts à faire face à d'autres éventualités. Comment ? Par le moyen d'un mécanisme en état de fonctionner. que la gare d'évacuation se trouve ou non à proximité des lieux où l'on se bat.

Les chirurgiens ne devant plus être affectés qu'aux œuvres chirurgicales. il convient, avant d'établir des classifications parmi les chirurgiens, de marquer la distinction qui s'impose entre l'acte opératoire et le traitement chirurgical, distinction dont les conséquences seront importantes.

S'il est évident que le traitement chirurgical, nécessitant le recours aux plus hautes compétences, doit être plus particulièrement assuré à l'intérieur du territoire, il ne faut pas perdre de vue que les blessés ne peuvent pas toujours attendre pour être soignés d'être transportés dans cette zone.

Ainsi, le service régimentaire de la ligne de feu doit-il être. lui aussi. pourvu d'un personnel qui soit toujours capable de parer aux premiers besoins.

En arrière de la ligne de feu, il conviendra de distinguer entre les formations sanitaires et les établissements hospitaliers qui se succéderont d'abord dans la zone des armées, puis dans la zone du territoire.

Donc, d'abord, le service régimentaire, puis :

Dans la zone des armées :

1º Les formations sanitaires, placées en arrière de la ligne de feu, à l'abri des fluctuations immédiates de la lutte, qui ne sont tout à fait ni les anciens hôpitaux de campagne ni tout à fait, selon le sens du mot dans le règlement, des ambulances, et dans lesquelles il pourra être procédé à une intervention très prompte, grâce à l'apport rapide des blessés par un service nombreux d'automobiles ;

2º Des établissements hospitaliers, placés de préférence dans le voisinage immédiat des hôpitaux d'évacuation, en vue de la grande chirurgie de seconde urgence, échelon intermédiaire dont la nécessité dans la guerre de tranchées a été contestée, mais qui a son utilité certaine dans la guerre de mouvement ;

3º Les hôpitaux d'évacuation des gares régulatrices, qui feront l'objet d'un paragraphe spécial ;

4º Les hôpitaux fixes ou formations sanitaires immobilisées dans la zone des étapes, zone, comme on sait, intermédiaire entre la zone de l'avant et la zone de l'arrière.

Et dans la zone de l'intérieur :

1º Des formations chirurgicales importantes pour grands blessés, une par région de corps d'armée, régulièrement inspectées par des chirurgiens consultants ;

2° Des grands centres spécialisés.

En ce qui concerne la zone de l'intérieur, la commission croit devoir insister particulièrement sur la nécessité d'organiser sans retard, là où elles n'existent pas encore, les formations chirurgicales où les grands blessés ne seront plus traités que par des praticiens rompus à la chirurgie. Il est indispensable d'avoir — d'organiser ou d'utiliser pour le mieux — dans chaque région de corps d'armée, une formation chirurgicale très importante. Dans la zone du territoire, il y a, pareillement, un intérêt considérable à poursuivre avec activité l'organisation de grands centres spécialisés. Il en existe déjà. Il importe au plus haut degré de les développer.

C'est dans ces différents cadres que la commission propose de répartir, dans le plus bref délai possible, les chirurgiens de carrière.

La répartition des médecins et celle des spécialistes devra se faire, par l'application des mêmes idées directrices, dans les mêmes zones.

Il n'appartenait pas à la commission de procéder elle-même à la classification des compétences soit chirurgicales, soit médicales, depuis les professeurs et agrégés jusqu'aux internes du cadre de complément. C'est le rôle de l'administration. Elle possède tous les renseignements et documents nécessaires. Elle peut s'éclairer, au besoin, de conseils autorisés et désintéressés. Elle a commencé à répartir les compétences. Elle se hâtera d'accomplir la réforme commencée. En temps de guerre surtout, il faut tirer de toutes les forces nationales leur maximum de rendement. Rien n'est plus affligeant que le spectacle d'une force inutilisée ou mal employée, c'est-à-dire perdue.

Serait-il avantageux, est-il indispensable de conférer des grades plus élevés aux chirurgiens et aux médecins affectés aux postes où s'exerceront le plus utilement leurs capacités et leur expérience, pour le plus grand bien des blessés et des malades ?

Les affectations des chirurgiens et médecins du cadre complémentaire, qu'elles aient été ou non déterminées par la compétence, ont été faites, au début de la guerre, suivant leurs grades, dans les armées de réserve, et ces grades ont été conférés — et il n'en pouvait être autrement, — selon le nombre de périodes accomplies au régiment en temps de paix.

Il en est résulté nécessairement que des maîtres de la médecine et de la chirurgie, qui n'avaient point fait de stages en nombre suffisant, se sont trouvés sous les ordres de médecins et de chirurgiens, évidemment instruits, expérimentés et d'un incontestable dévouement, mais de connaissances et d'aptitudes trop souvent très inférieures à celles de leurs subordonnés.

L'inconvénient serait minime si la subordination était exclusivement militaire, administrative ; elle s'est étendue quelquefois, trop souvent, au domaine scientifique, curatif, opératoire.

Ne conviendrait-il pas d'appliquer à un certain nombre de ces chirurgiens et de ces médecins qui vont être affectés aux situations les plus importantes, les dispositions du décret relatif à l'avancement pendant la durée de la guerre, décret du 26 août 1914, successivement modifié par les décrets du 2 octobre, du 16 novembre 1914, du 2 janvier 1915?

Ces promotions. ces galons de plus, ne faciliteraient-ils pas à ces chirurgiens et à ces médecins leur tâche, qui sera, souvent, très lourde ?

La commission a pensé qu'il lui suffirait de rappeler les pouvoirs que le Gouvernement tient des lois et décrets.

Elle a, d'autre part, émis l'avis :

« 1º Que tous les internes nommés au concours dans les villes de faculté et ayant douze inscriptions, soient nommés aides-majors, ou assimilés, pour la durée de la guerre ;

« 2º Que les médecins civils, n'ayant jamais fait de service militaire. reconnus aptes au service armé qui, par application du décret du 12 novembre 1914, demanderont leur nomination au grade de médecin aide-major de 2ᵉ classe, à titre temporaire, soient incorporés dans une section d'infirmiers. Ils seraient immédiatement employés comme médecins dans les formations sanitaires de la région en attendant qu'il ait été statué sur leur demande régulière, établie et transmise d'urgence au ministre (7ᵉ direction). »

Ces mesures, si elles sont adoptées, assureront une utilisation meilleure des capacités de médecins d'une expérience déjà reconnue. et de futurs chirurgiens ou médecins, ayant déjà donné des preuves d'intelligence et de savoir.

Sur la question générale de l'utilisation des compétences, la commission émet les avis suivants :

Les chirurgiens et médecins du cadre de complément seront affectés de préférence aux formations suivantes. où ils trouveront. dans l'intérêt des blessés et malades, l'utilisation la plus complète de leurs aptitudes :

1.— En ce qui concerne les chirurgiens :

a) Les plus expérimentés seront affectés aux formations où doivent se faire les opérations importantes de première et seconde urgence, à savoir :

1º Aux formations chirurgicales de l'avant ;

2º Aux services chirurgicaux de la régula trice sanitaire;

3º A certains des hôpitaux fixes (soit militaires, soit temporaires, soit même auxiliaires) de la zone des armées et qui auront été désignés et spécialisés pour recevoir les blessés graves;

4º Aux formations chirurgicales de la zone de l'intérieur ;

b) Les autres chirurgiens seront affectés :

1º Aux ambulances;

2º Aux hôpitaux d'évacuation ;

c) Les internes en chirurgie, promus aides-majors, auront leur utilisation :

1º Dans les ambulances;

2º Comme assistants dans les formations chirurgicales de l'avant et les hôpitaux de ré-gulatrice;

3º Au service régimentaire.

2. — En ce qui concerne les médecins:

a) Les plus expérimentés seront affectés :

1º Aux services médicaux de la régulatrice sanitaire ;

2º A certains des hôpitaux fixes (soit militai-res, soit temporaires, soit même auxiliaires) de la zone des armées désignés pour recevoir les malades graves;

3º Aux formations médicales de la zone de l'intérieur ;

b) Les autres médecins seront affectés :

1º Aux ambulances;

2º Aux hôpitaux d'évacuation :

c) Les internes des hôpitaux des villes de faculté promus aides majors auront leur utilisation :

1º Dans les ambulances;

2º Comme assistants dans les formations médicales de l'avant et dans les hôpitaux de régulatrice ;

3º Au service régimentaire.

3. — En ce qui concerne les différents spécialistes en neuropathologie, psychiatrie, bactériologie, ophtalmologie, otorhinolaryngologie, urologie, stomatologie, électrothérapie, physiothérapie, radiologie. ils seront :

a) Dans la zone des armées, répartis entre les différentes formations (régulatrices sanitaires, formations chirurgicales de l'avant, etc.' où sont nécessaires des soins compétents de première urgence ressortissant de leur spécialité;

b) Dans la zone de l'intérieur, affectés aux centres chirurgicaux et médicaux spécialement aménagés et organisés à cet effet.

La commission émet, en outre, l'avis que les listes des chirurgiens de carrière, établis par la direction du service de santé, soient l'objet d'une revision minutieuse. L'établissement d'états nominatifs spéciaux, indiquant les affectations les plus convenables, facilitera l'utilisation rationnelle des chirurgiens.

La commission a adopté également la résolution suivante :

« 1ᵒ La commission exprime l'avis qu'un mé-·decin ou chirurgien dentiste soit affecté dans chaque régiment au service dentaire :

« 2ᵒ Qu'un essai d'automobile dentaire soit effectué dans un corps d'armée ;

« 3ᵒ Que, dans la zone de l'intérieur, il y ait une utilisation intensive des écoles dentaires :

« 4ᵒ Que les chirurgiens dentistes et, d'une manière plus générale, le personnel qualifié (pharmaciens, étudiants en médecine), qui n'ont pas encore reçu une destination médicale, forment le contingent des sections d'infirmiers militaires. »

En ce qui concerne les desiderata formulés par le groupe pharmaceutique parlementaire au sujet de l'affectation et de l'utilisation des pharmaciens, la commission a émis l'avis :

« 1ᵒ Que le cadre actuel des pharmaciens de l'armée étant suffisant et devant même comporter un excédent de treize unités, lorsque la répartition aura été faite suivant les besoins reconnus, il n'y a pas lieu, au moins pour le moment, d'augmenter ce cadre ;

« 2ᵒ Que la répartition actuelle doit être modifiée de façon à donner satisfaction aux besoins reconnus ;

« 3ᵒ Que les pharmaciens et étudiants en pharmacie en surnombre soient affectés aux sections d'infirmiers. »

D'une manière générale, en ce qui concerne les diverses affectations qui font l'objet de ce chapitre du rapport, la commission croit devoir rappeler qu'il conviendra d'écarter résolument toute considération qui ne serait pas rigoureusement conforme au bien du service.

LIAISON PERMANENTE ENTRE LE SERVICE DE SANTÉ DE L'ARMÉE ET L'ADMINISTRATION CENTRALE DU MINISTÈRE DE LA GUERRE

D'après les règlements en vigueur, l'autorité du général commandant en chef s'exerce dans toute sa plénitude sur les armées placées sous ses ordres et sur le fonctionnement des divers services dans la zone des armées.

Le rôle propre de l'administration centrale, c'est le réapprovisionnement des armées en personnel et en matériel de toute nature. et le fonctionnement des services sur le territoire.

Il existe, en conséquence, une solution de continuité entre différents services des armées et du territoire, et, notamment entre le service de santé aux armées et le service de santé à l'intérieur, 7e direction de l'administration centrale. Tout au moins la liaison n'est pas permanente.

Il en résulte de sérieux inconvénients.

En effet, le traitement des malades et blessés dans le territoire et l'évolution des maladies et des blessures de guerre dépendent, pour une part importante, des premiers soins qui sont assurés aux armées, de la perfection des moyens mis en œuvre dans cette première phase et de la rapidité des évacuations. Il n'est pas moins évident que la protection hygiénique des contingents restés dans le territoire et de la population tout entière implique la nécessité de prévenir le ministre de toutes les manifestations épidémiques observées aux armées.

L'administration centrale a donc le plus grand intérêt à être informée périodiquement de l'état sanitaire des troupes et des conditions habituelles dans lesquelles fonctionne le service de santé des armées, des moyens dont il dispose, de la répartition du personnel technique aux armées, du fonctionnement des formations sanitaires, des moyens de transport.

Les besoins qui se produisent au service sanitaire des armées sont de deux sortes : les uns sont immédiats et résultent des événements de guerre de chaque jour ; les autres sont, en quelque sorte, permanents et peu influencés par les opérations militaires.

Dans la première catégorie, on peut comprendre les actions militaires et les épidémies, qui nécessitent l'emploi de moyens très divers, mais qu'il importe de réaliser promptement (transports d'évacuation, organisation d'hospitalisation sur place). Dans la seconde catégorie, on peut ranger tous les besoins qui résultent du fonctionnement normal des armées en campagne (ravitaillement, répartition du personnel, utilisation du personnel chirurgical et médical d'après les compétences individuelles).

Dans tous les cas, il est indispensable que l'administration centrale soit tenue au courant des conditions qui font varier ces besoins : télégraphiquement, lorsqu'ils sont urgents ; par des comptes rendus périodiques pour tout ce qui concerne normalement, constamment, les diverses formations du service de santé de l'avant et de l'arrière.

La liaison entre le service de santé aux armées et le ministère de la guerre (7e direction), est-elle assez étroite dans l'organisation actuelle ? La réponse du souverain maître qu'est le fait a été trop souvent négative.

Il a paru à la commission que le remède est très proche du mal.

Il conviendrait, d'abord, que l'administration centrale fût constamment tenue au courant du nombre et de la situation en personnel et en matériel des formations sanitaires de campagne et du territoire dans la zone des armées, de la répartition du personnel technique dans ces diverses formations, des besoins qui s'y seraient manifestés et des perfectionnements à y introduire.

Il n'importerait pas moins, en second lieu, qu'elle fût avisée de la composition des moyens utilisés par les armées pour le transport des blessés et des malades (répartition des convois automobiles, aménagements divers, mesures prises pour assurer dans la zone des armées le chauffage des trains sanitaires et des convois sur routes, etc.).

L'administration centrale ne saurait être en mesure de subvenir constamment aux besoins de toute nature de l'armée que si elle est constamment prévenue de la situation exacte des réserves de toute nature (réserves de personnel, réserves de matériel et stations-magasins).

Elle doit donc avoir connaissance des instructions données par le directeur général du service de santé aux armées en ce qui concerne le fonctionnement du service; elle doit recevoir des comptes rendus périodiques sur la situation sanitaire des armées (pertes par blessures et par maladies.

Ces comptes rendus sur le fonctionnement général du service de santé ne peuvent être adressés au ministre que par le médecin inspecteur général, directeur général du service de santé des armées, qui les reçoit lui-même des chefs supérieurs du service de santé de chaque armée et des directeurs du service de santé des corps d'armée; chacun d'eux doit avoir une connaissance approfondie, non seulement des ressources dont ils disposent, mais encore de leur adaptation aux intentions du commandement.

Il n'est pas inutile de rappeler qu'aux termes des règlements sur l'organisation générale de l'armée, le commandement doit tenir les directeurs du service de santé au courant de ses intentions pour que ces derniers — collaborateurs techniques responsables — puissent adapter leur fonctionnement aux nécessités imposées par les opérations, mesurer la répercussion des volontés du commandement sur leur service, établir leurs prévisions en conséquence.

On voit que cette liaison des états-majors avec les directeurs du service de santé est aussi indispensable que la liaison des armées avec l'administration centrale de la guerre.

Enfin, le ministre a besoin d'être renseigné très souvent sur des questions particulières d'ordre technique. L'expérience a montré qu'il est très fréquemment indispensable de faire appel aux hautes compétences scientifiques du pays, comme on l'a fait notamment par l'utilisation des chirurgiens consultants et pour l'étude des maladies épidémiques ou contagieuses observées aux armées.

Le choix de ces délégués aux armées ne peut appartenir qu'au ministre, après accord avec le général commandant en chef; les rapports qui seront établis en fin de mission doivent toujours être communiqués à la fois au géné-

ra commandant en chef, au directeur technique et à l'administration centrale.

Ne convient-il pas que ces dispositions, dont
l'importance n'est pas douteuse, soient sanc-
tionnées par des prescriptions réglementaires,
afin que le principe n'en soit pas contestable et
qu'aucune difficulté ne puisse surgir ?

L'une des préoccupations essentielles qui
doivent s'imposer à l'attention des pouvoirs
publics, c'est évidemment l'organisation des
services médico-chirurgicaux des armées et du
territoire et par suite l'utilisation des aptitudes
professionnelles. C'est dans cette voie que la
commission a été d'avis, comme il a été dit
précédemment, de poursuivre les initiatives
déjà engagées par la création de centres médico-chirurgicaux, destinés à assurer aux malades et aux blessés des soins aussi parfaits que
possible. Déjà cette organisation, réalisée par-
tiellement, a entraîné l'obligation de constituer dans les diverses régions un personnel
particulièrement qualifié pour prendre la direction de ces services spécialisés.

Un grand nombre des médecins nécessaires
à ces formations se trouve actuellement aux
armées. Ne convient-il pas de les rappeler
dans le territoire quand il apparaîtra que leur
compétence y serait plus utilement employée ?

Il importe donc d'établir le principe de ces
mutations. Est-il besoin d'ajouter que ces mutations ne pourront entraver en aucune façon
le fonctionnement du service de santé de l'armée, qui devra conserver tous les chirurgiens
qui lui sont nécessaires?

Dans tous les cas, les médecins rappelés dans
le territoire seraient numériquement et immé-

diatement remplacés par des médecins provenant des régions.

En conséquence de ces observations, la commission a émis le vœu que le ministre de la guerre détermine les voies et les moyens qui lui paraîtront les plus propres à assurer désormais :

1º Une liaison étroite entre le service de santé aux armées, le commandant en chef et le ministre ;

2º L'établissement de comptes rendus périodiques adressés au ministre par le général commandant en chef ou son représentant, sur la situation et le fonctionnement du service de santé aux armées ;

3º L'obligation, d'ailleurs réglementaire, d'une coopération étroite entre les états-majors et les représentants du service de santé ;

4º Le principe de missions techniques confiées à de hautes personnalitées techniques envoyées aux armées pour renseigner le ministre sur le fonctionnement du service de santé ou la situation sanitaire des armées ;

5º Le principe de la mutation de médecins du territoire avec des médecins affectés aux armées, quand ceux-ci sont susceptibles de rendre des services beaucoup plus importants dans le territoire.

APPLICATION DE LA LOI DU 28 MARS 1914 TENDANT A RENDRE OBLIGATOIRE DANS L'ARMÉE LA VACCINATION ANTITYPHOÏDIQUE

L'application de cette grande loi a été défectueuse à de nombreux égards.

Convaincue de l'importance qui s'attachait à l'application de la loi du 28 mars 1914 dans les dépôts de l'intérieur, la 7e direction s'était préoccupée, dès le début des hostilités, d'assurer la continuité du fonctionnement du laboratoire du Val-de-Grâce pour la production du vaccin antityphoïdique. Afin de parer à toute éventualité, l'institut Pasteur de Paris fabriquait de son côté du vaccin chauffé ; au mois de septembre, il poursuivait cette préparation à Toulouse.

Une dépêche ministérielle du 31 août a donné aux généraux commandant les régions des ordres précis pour la vaccination des engagés volontaires présents dans les dépôts et pour celle de la classe 1914 qui allait être appelée. Des ordres analogues ont été donnés, par la suite, pour la vaccination des réservistes et territoriaux et de la classe 1915. Ces divers ordres ont été confirmés à plusieurs reprises (19 septembre, 23, 24 et 25 octobre, 27 novembre. 17 et 29 décembre 1914, 10 février 1915).

La seule multiplicité de ces ordres suffirait à révéler que la loi n'a pas été toujours appliquée comme il eût fallu, ce qui nous a été confirmé par une déclaration explicite du directeur du service de santé.

De l'inertie, des timidités exagérées, un peu ou beaucoup de l'éternelle méfiance que rencontrent surtout les innovations les plus heureuses, paraissent expliquer cette résistance à la loi. Il ne serait pas équitable de ne pas rendre hommage, d'autre part, aux efforts persistants de la partie importante du corps médical qui s'est attachée, non pas seulement à appliquer, et à bien appliquer. la loi, mais à en faire comprendre le puissant intérêt.

La non-application de la loi est un mal ; la mauvaise application de la loi n'est pas un moindre mal. D'un mémoire qui nous a été présenté par M. le professeur Landouzy, doyen de la faculté de médecine de Paris, il résulte à l'évidence que nombre de vaccinations ont été pratiquées sans l'examen préalable, qui est formellement prescrit, ou sans les précautions indispensables d'asepsie, ou n'ont pas été faites intégralement (2 vaccinations au lieu de 4), ou ont été faites avec des vaccins d'origines différentes.

L'instruction du service de santé veut que le livret individuel de chaque homme reçoive l'inscription détaillée de chacune des quatre injections réglementairement prescrites. Le livret ne portant encore aucun feuillet destiné à l'inscription de la vaccination antityphoïdique, elle n'a été faite que très irrégulièrement sur des « papillons » intercalés.

La vaccination antityphoïdique opérée dans les conditions où elle a été voulue par la loi du 28 mars 1914, et conformément aux prescriptions qui ont été données et répétées, c'est la cause certaine de l'immunité relative de nos armées. Dans aucune des guerres précédentes, elles n'ont été, proportionnellement, moins éprouvées, et de beaucoup, par la fièvre typhoïde. Bien appliquée, la loi a défendu nos soldats avec une remarquable efficacité, celle qu'on en attendait à juste titre. Elle a préservé d'innombrables existences.

Par contre, la non-vaccination ou la vaccination mal ou incomplètement opérée, en dépit de la loi, des règlements et des circulaires, explique, pour une part qui, si restreinte qu'on la veuille faire, demeure trop large, l'épidémie et la mortalité typhoïdiques qui ont éprouvé l'armée depuis quelques mois.

Des statistiques concluantes nous ont été communiquées.

D'une note hautement autorisée dont la commission a pris connaissance et qui figure dans ses procès-verbaux, il résulte que l'armée anglaise a très peu souffert de la fièvre typhoïde. Environ trois cent cinquante cas à ce jour. La vaccination n'est pas obligatoire pour l'armée anglaise, mais elle n'en est pas moins largement pratiquée. les conseils et l'exemple des officiers entraînant les soldats. Au surplus ces résultats paraissent également dus à l'usage des boissons chaudes, à l'hygiène personnelle des hommes, à la surveillance constante exercée sur les hommes et sur leurs cantonnements par la section sanitaire que comporte chaque bataillon de l'armée britannique.

La commission a été avisée par M. le directeur du service de santé que des instructions sont actuellement préparées pour organiser dans chaque grande garnison une équipe spéciale de médecins vaccinateurs qui fonctionnera successivement dans les dépôts.

Il sera demandé qu'à chaque envoi en renfort le commandant du dépôt fournisse l'état numérique des partants avec indication du nombre des vaccinés et du nombre des non ou incomplètement vaccinés. Des explications précises devront être données sur les causes des non-vaccinations ou des vaccinations incom   anctions seront prises s'il y a lieu.

Les directeurs adjoints et les médecins inspecteurs en mission seront invités à se préoccuper de l'application de la vaccination antityphoïdique et à procéder à toutes les enquêtes nécessaires.

« La tâche de la commission, conclut le mémoire annexé à ce rapport, est d'autant plus haute et plus pressante que, de la vaccination antityphoïdique bien faite, par application d'une loi de santé publique, dépendent les plus grands intérêts : ceux de la défense nationale, représentée par la protection de notre armée; ceux de la science qui risquerait de voir compromise par d'injustes suspicions l'une de ses plus belles découvertes. »

La commission a émis, en conséquence, l'avis suivant :

« En présence de la manière souvent fautive dont, parmi les troupes de l'intérieur, ont été pratiquées certaines vaccinations, la commission émet le vœu :

« 1° ...que l'instruction du 2 juin 1914 sur la vaccination antityphoïdique obligatoire dans l'armée (par application de la loi du 28 mars 1914) insérée au *Bulletin officiel* de juin dernier, soit rappelée à tous les officiers du corps de santé, avec injonction de s'y conformer;

« 2° ...que, en nombre correspondant aux hommes des trois dernières classes, soit de suite envoyé, à destination du livret individuel, un feuillet imprimé de vaccination antityphoïdique, semblable à celui qui porte la vaccination et les revaccinations jennériennes. Ledit feuillet, gommé sur un de ses bords, sera, lors de la première vaccination, facilement ajouté au livret, y fixant l'indication du nombre, de la date et de la nature des vaccinations, indications que, trop rarement, on trouve aujourd'hui sur des bouts de papier, dits « papillons » mal accolés au hasard de la pagination ;

« 3° ...que l'ajouté du feuillet de vaccination soit exigé du vaccinateur, puisque, sous sa responsabilité et sa signature, ledit feuillet, témoignant des injections complémentaires faites ou manquantes, peut seul renseigner la statistique de l'armée sur la valeur de l'immunisation vaccinale :

« 4° ...que, dans chaque région, fonctionnent une ou plusieurs équipes de vaccination chargées d'appliquer dans leur intégrité les instructions du service de santé touchant les obligations légales du 28 mars 1914.

VACCINATION ANTITYPHOÏDIQUE

Application de la loi du 28 mars 1914.

Dose, nature du vaccin :
1re injection....................................
Signature du médecin.

Dose, nature du vaccin :
2e injection....................................
Signature du médecin.

Dose, nature du vaccin :
3e injection....................................
Signature du médecin.

Dose, nature du vaccin :
4e injection....................................
Signature du médecin.

Motifs de la non-
vaccination......
Signature du médecin.

MATÉRIEL DES FORMATIONS SANITAIRES

L'attention de la commission a été appelée sur le fait, dont elle a connu des preuves certaines, que des médecins chefs se sont adressés à la bienfaisance privée et, notamment, aux sociétés de la Croix-Rouge, pour en recevoir, à titre de dons, soit des médicaments, soit des instruments indispensables pour assurer les soins antiseptiques et, même, pour procéder à des opérations chirurgicales, ces médicaments et ces instruments leur faisant défaut.

Il y a des circonstances où l'Etat peut avoir très honorablement recours à la bienfaisance privée dans l'intérêt de quelques-uns de ses services. Il en est d'autres où il ne saurait le faire sans manquer à ses devoirs ou sans avouer son impuissance ou son incapacité.

Or, dans l'espèce, nos magasins sont pleins ; ils sont pourvus abondamment de tous les médicaments et de tous les pansements, de tout le matériel nécessaire. L'assurance en a été donnée de la façon la plus formelle à la commission.

Il n'appartenait pas à la commission de rechercher pour quelles raisons, bonnes ou mauvaises, des médecins chefs, militaires ou militarisés, ont été amenés, dans les circonstances qui ont été signalées, à adresser ces appels à la bienfaisance. Elle s'expliquera, dans un autre paragraphe, sur l'intérêt qu'il y aurait à simplifier considérablement les écritures. Elle ne pouvait se préoccuper que de chercher le moyen d'éviter le renouvellement d'incidents d'un caractère d'autant plus fâcheux que les déclarations de l'administration ont été plus

catégoriques et plus précises. Non seulement,
nous a-t-il été dit, les magasins sont pourvus,
mais l'administration n'a pas cessé de répondre
en toute diligence aux demandes qui lui ont
été adressées et elle a déjà invité les médecins chefs à s'adresser à elle-même, au besoin
par dépêche, dans les cas exceptionnels qui
pourraient survenir.

Est-il absolument certain qu'il ait été toujours, en toute circonstance, donné satisfaction
par les directions régionales, par les établissements chargés des approvisionnements, aux
demandes des médecins chefs avec toute la
diligence, toute la célérité nécessaires? Que
ces demandes, satisfaites seulement après de
longs retards, ne l'aient pas été quelquefois
d'une manière fâcheusement incomplète? Que
des appels, même répétés, ne soient pas restés
sans réponse? Que des négligences d'ordre bu-
reaucratique ne se soient pas produites?

La commission a, en conséquence, émis
d'abord l'avis que des instructions précises,
formelles, catégoriques, soient adressées par la
direction du service de santé aux directions
régionales, à tous les établissements chargés
des approvisionnements, pour que les envois
de médicaments, pansements, instruments et
ustensiles divers, réclamés par les médecins
chefs, ne subissent plus aucun retard ; — que,
les magasins étant pourvus, les hôpitaux et les
ambulances le soient également de tous les ob-
jets portés sur les catalogues ; — que toute né-
gligence avérée, quelle qu'elle soit, à tous les degrés de la hiérarchie, soit l'objet d'une sanction.

Il conviendra d'appeler toute l'attention des
inspecteurs sur l'observation stricte de ces
prescriptions.

En ce qui concerne, d'autre part, les erre-
ments qui se sont traduits, sans qu'il y ait de
la faute du service de santé, par des appels à la
bienfaisance privée, la commission a émis
l'avis que, pour en prévenir le retour et pour
donner à l'avertissement une autorité particulière, le ministre de la guerre adressât lui-même
aux médecins chefs des diverses formations
sanitaires une circulaire destinée à :

1° Les informer que les magasins du service
de santé sont abondamment pourvus de médicaments, instruments et matériel hospitalier
de toute espèce ;

2° Leur rappeler sous quelle forme ils doivent en faire la demande ;

3° Les avertir qu'il tiendra pour personnellement responsables de l'insuffisance de leurs
approvisionnements ceux qui n'auront point
fait leurs demandes en temps utile.

SIMPLIFICATION DES ÉCRITURES

Il a été surabondamment démontré à la commission que la simplification des écritures aurait des conséquences heureuses, dans des
ordres très variés, pour la bonne administration de la plupart de nos formations sanitaires.

Nombre de médecins et de chirurgiens sont
écrasés par une besogne administrative à l'ex-
cès, qui les occupe au détriment de tâches autrement importantes.

De cette paperasserie, qui n'avait pas sa raison d'être en temps de paix, l'on pourrait citer
des exemples qui, si authentiques qu'ils soient
— nous en avons eu les preuves sous les yeux —
passeraient pour inventés à plaisir. La perte de
temps à laquelle elle oblige en est encore le

moindre mal. Elle risque d'affaiblir, non sans danger, le sentiment de la responsabilité par le perpétuel recours à « qui de droit ».

Le bon recrutement, la sélection sévère, consciencieuse, l'initiative personnelle et la responsabilité effective des officiers d'adminis-tration, gestionnaires, infirmiers, etc., voilà les véritables garanties.

Pour tout ce qui concerne l'économat des formations sanitaires — lingerie, cuisine — il conviendrait d'ajouter des femmes dévouées, expérimentées, au personnel officiel.

Les règlements sont trop nombreux, les cir-culaires quelquefois contradictoires ; ils des-cendent dans d'infimes détails; ils obligent le chef d'un service qui en poursuit l'améliora-tion à passer par une interminable filière.

La commission a émis l'avis que le fonction-nement administratif des formations sanitaires soit simplifié.

ÉTABLISSEMENTS HOSPITALIERS

Des considérations militaires, dont l'évidence s'imposait, ont fait assez longtemps au Gouver-nement une obligation de conserver des dispo-nibilités très importantes dans les établisse-ments hospitaliers de Paris et de la région pa-risienne.

Si pénible qu'il fût de voir évacuer dans des formations trop souvent moins bien organisées des blessés qui traversaient les gares de la grande ceinture, Paris ne pouvait et ne devait être qu'un poste de secours.

Les circonstances n'étant plus les mêmes, la commission a demandé que les établissements hospitaliers de Paris et de la région parisienne soient appelés désormais à recevoir des blessés et des malades dans la mesure de leurs disponibilités.

Cette proposition ayant été déjà acceptée par le Gouvernement, la commission se borne à rappeler que la mesure qui a été prise impose à l'administration comme aux formations privées de grands devoirs.

Aussi bien verrait-elle le plus sérieux intérêt à ce que certaines recommandations, qui ont été déjà faites, soient très instamment renouvelées, adressées à toutes les directions sanitaires du territoire.

C'est ainsi qu'il importe que des formations spéciales soient, rigoureusement, affectées aux typhoïdiques et à tous les contagieux ; qu'il ne soit fait, en aucun cas, exception à cette règle ; que les typhoïdiques soient hospitalisés dans des établissements déjà pourvus de bains. Il est arrivé quelquefois que des blessés ont été hospitalisés dans des établissements qui auraient dû être réservés aux typhoïdiques et inversement.

La classification plus rigoureuse des établissements, tant publics que privés, présenterait partout de grands avantages. Elle empêcherait de regrettables erreurs. Telle formation où des petits blessés, des petits malades, des convalescents seraient parfaitement soignés, ne convient pas aux grands blessés. Il serait essentiel de ne diriger ceux-ci que sur les hôpitaux, de préférence les plus récents, et sur les ambulances auxquels sont affectés des maîtres de la science chirurgicale et qui sont pourvus de tous les appareils scientifiques modernes, notamment d'installations radiographiques. Des inspections devront être faites plus fréquemment. Telles formations sont bien tenues, mais

elles n'ont pas le cube d'air nécessaire pour le
nombre de blessés ou de malades qu'elles ont
reçus et, quelquefois, sollicités de façon trop pressante. A telles autres formations d'une installation
irréprochable sont attachés des chirurgiens ou
des médecins dont le dévouement est supérieur
à la science. Telles formations, enfin, laissent
à désirer au point de vue de la propreté et, par
conséquent, de l'hygiène.

Une formation sanitaire ne se recommande
pas par le nombre des blessés ou des malades
qui y sont hospitalisés, mais par la qualité des
soins qui leur sont donnés. Il convient de
veiller à ce que les blessés et les malades ne
soient pas maintenus dans les établissements
hospitaliers après leur guérison ; ils y prennent
une place qui doit revenir à d'autres.

LIVRET INDIVIDUEL DES SOCIÉTÉS DE LA CROIX-ROUGE FRANÇAISE

Les trois sociétés de la Croix-Rouge : Société
de secours aux blessés, Union des femmes de
France, Union des dames françaises, ont ajouté,
depuis l'ouverture de la guerre, de très belles
et très nobles pages à celles qu'elles avaient
précédemment écrites dans l'histoire de l'œuvre admirable qu'elles poursuivent avec un
égal dévouement.

Les nouveaux services qu'elles ont rendus
suffisent à démontrer les avantages d'un con-
tact plus étroit entre l'autorité sanitaire et
elles. Les plus beaux dévouements gagnent parfois à être conseillés, dirigés. Des dévouements
ont été inutilisés, dont le concours aurait été
et serait encore des plus utiles dans les trains
sanitaires. En Angleterre comme en Russie,
le service officiel fait plus fréquemment appel

que chez nous aux femmes des sociétés de la Croix-Rouge. Partout où il a été fait appel au concours des femmes, dans les cantines de gare comme dans les ambulances et les hôpitaux, elles ont été bienfaisantes. Leur force nerveuse de résistance dépasse souvent celle des hommes. Leurs soins sont plus délicats comme leurs mains. Elles n'apportent pas seulement aux blessés et aux malades leur bonté et leur patience, mais ce sourire dont quiconque a visité les hôpitaux a pu deviner le prix qu'y attache la pauvre humanité souffrante. Elles lui rouvrent une fenêtre sur la vie. Elles apportent avec elles de la lumière.

Si la commission est unanime à penser qu'il importe, dans l'interêt des blessés et des malades, d'accueillir plus que par le passé tant de qualités précieuses et de dévouements, elle n'a pas été moins unanime à approuver la pensée qui a dicté la lettre ministérielle du 4 février demandant aux sociétés, dans leur propre intérêt comme dans l'intérêt de la défense nationale, de s'assurer, avec la plus scrupuleuse exactitude, de l'identité de toutes les personnes employées par elles. Des sanctions pourraient être prises à l'égard des administrateurs qui, par suite d'un manque de vigilance, auraient laissé des personnes suspectes s'introduire dans les formations placées sous leur direction. Aussi bien le ministère de la guerre compte-t-il, pour cette police nécessaire, sur leur patriotisme éclairé.

Le comité central de la Croix-Rouge française, où sont représentées les trois sociétés, a décidé, en conséquence, de procéder immédiatement à la revision de toutes les cartes d'identité des trois sociétés ; d'étendre le système des livrets

individuels que la Société de secours aux
blessés militaires a déjà adopté, mais seulement, jusqu'à présent, pour ses infirmières
diplômées ; de faire porter aux infirmières des
trois sociétés un costume dont les caractères
seraient identiques, costume qui serait consi-
déré comme étant la propriété exclusive de la
Croix-Rouge et garanti comme tel par l'autorité militaire ; d'attribuer à chaque société
une marque distinctive qui serait brodée sur une
partie apparente du costume de ses infirmières.

Par contre, le comité central demande, avec
beaucoup de raison, à être protégé par l'autorité « contre des personnes suspectes vivant,
aux termes mêmes de la lettre ministérielle,
en marge des trois sociétés reconnues et arbo-
rant illégalement leurs insignes ».

Le comité insiste, en conséquence, pour que
les mesures suivantes soient prises :

Ordonner, en vertu de l'article 10 du « décret du 2 mai 1913 », que le costume des infirmières de la Croix-Rouge, dont le modèle sera
déposé au ministère de la guerre, aura le caractère d'un uniforme légalement reconnu et
que le port en sera interdit à toute femme n'appartenant pas à l'une des sociétés de la Croix-
Rouge.

Ordonner que dans les hôpitaux de toute catégorie, où les infirmières de la Croix-Rouge
peuvent être appelées à prêter leur concours,
concurremment avec des infirmières n'appartenant pas à l'une des trois sociétés, celles-ci
portent un costume qui les distingue à première vue, et que, notamment, le port de la
coiffe blanche à croix rouge, caractéristique des
sociétés de la Croix-Rouge française, leur soit
formellement interdit.

Donner enfin des instructions pour que les autorités compétentes poursuivent l'exécution de toutes ces mesures et appliquent exactement les dispositions de la loi du 24 juillet 1913.

« Conscientes de leurs devoirs et soucieuses du bon renom de leurs hôpitaux », les sociétés verraient, en outre, avec satisfaction se multiplier les inspections qui sont réglementairement confiées aux délégués du commandement et du service de santé militaire. Le résultat de ces inspections serait consigné par écrit, ainsi que cela se pratique dans les hôpitaux militaires, et communiqué aux sociétés intéressés « afin qu'elles puissent elles-mêmes consigner les observations de leurs représentants et tirer de ses communications d'utiles leçons pour le plus grand bien des blessés confiés à leurs soins ».

La commission a confié à l'une de ses sous-commissions le soin d'entendre, sur leur demande, les représentants et délégués régionaux des trois sociétés. Elle a recueilli leur avis et les a remerciés de leur démarche.

En ce qui concerne les dispositions qui font l'objet de la lettre collective des sociétés au ministre de la guerre, il a paru à toute la commission qu'elles sont entièrement justifiées. Elle a été également unanime à penser qu'à ces dispositions la création d'un livret individuel de la Croix-Rouge française elle-même ajouterait une garantie de plus et, surtout, affirmerait la solidarité des trois sociétés dans plus d'ordre et plus de stabilité pour l'avenir.

Ce livret, commun aux trois sociétés, serait établi, sur la demande de chacune d'elles, pour tout son personnel sans exception, par une section permanente de la commission supérieure des sociétés d'assistance dont la composition et les attributions, simplement consultatives jusqu'à présent, ont été réglées par l'article 7 du décret du 2 mai 1913.

Des fiches individuelles correspondraient au livret où serait, notamment, mentionné le passage contrôlé de l'intéressé dans les diverses formations de chacune des trois sociétés.

Le livret serait retiré, la radiation serait prononcée par cette même section permanente dans des conditions à déterminer par décret.

Le décret du 2 mai 1913, ainsi modifié, resserrerait les liens entre l'autorité sanitaire et les sociétés, dans leur intérêt et pour une utilisation plus large des dévouements et des forces.

DÉPÔTS D'ÉCLOPÉS

La question des dépôts a vivement ému, il y a quelque temps, et fort légitimement, l'opinion publique. Alors que certains de ces dépôts étaient installés dans des conditions satisfaisantes et dirigés par des chefs d'une haute valeur, qui comprirent tout de suite leur mission de relèvement physique et de relèvement moral, d'autres étaient pitoyables, administrés sans le souci constant de remettre à la fonte des hommes abîmés pour en refaire des soldats. et situés beaucoup trop loin de la zone des armées, parfois à la porte des grandes villes, avec les multiples inconvénients de ce voisinage.

Une instruction du grand quartier général, en date du 17 décembre 1914, « sur le fonctionnement des dépôts de malades, convalescents et blessés » a rappelé les règles qui doivent présider à l'organisation et à l'hygiène de ces cantonnements, — ce serait le terme approprié. Ils doivent constituer un barrage contre l'évacuation trop abondante vers l'intérieur d'un grand nombre de petits malades ou d'éclopés susceptibles de se rétablir rapidement. Ce sont des réserves de combattants. Leur objet est de rendre aux corps de troupes des hommes fortifiés par une détente physique et morale de quelques jours. Les hommes doivent conserver au dépôt des habitudes d'ordre, de tenue, de discipline militaire. Ils seront, s'il est possible, couchés sur des lits de troupe. Ils seront bien nourris ; on s'efforcera d'introduire dans l'alimentation la plus grande variété. Les effets d'habillement devront être nettoyés et réparés. « La propreté corporelle mérite toute l'attention des commandants des dépôts. L'homme propre est toujours mieux portant et plus dispos et il éprouve une sensation de bien-être qui agit heureusement sur le moral. »

Cette instruction résout, à la condition d'être partout et très exactement appliquée, le problème douloureux qui s'était posé devant l'opinion.

L'eau, le lit et le son du canon, voilà l'hygiène du cantonnement de petits malades, de petits blessés et de convalescents qui doivent redevenir des soldats.

L'instruction du grand quartier général autorise les commandants de dépôts à se mettre en rapport avec les représentants des œuvres diverses qui ont été créées en vue d'apporter leur concours à l'armée par l'envoi de dons en argent et en nature. Il n'en est pas moins indispensable que l'Etat assure un budget d'entretien à des établissements militaires, qui doivent garder le caractère militaire.

Des progrès considérables ayant été déjà réalisés dans l'organisation et dans le fonctionnement de ces cantonnements, la commission s'est bornée à émettre l'avis :

« 1° Que le ministre de la guerre rappelle les commandants des dépôts d'éclopés à l'exacte exécution des dispositions de l'instruction du grand quartier général en date du 17 décembre 1914 ;

« 2° Qu'il prenne toutes les mesures propres à provoquer de la part des commandants des dépôts et à faciliter les ouvertures de crédits pour toutes les installations nécessaires dans ces dépôts, afin que ces établissements ne soient pas amenés à s'adresser aux dons et secours volontaires ;

« 3° Que ceux des dépôts qui, aux termes de l'article 88 du règlement sur le service de santé en campagne, peuvent être annexés aux hôpitaux de contagieux, ne reçoivent jamais d'éclopés. »

Résumé.

La commission, en résumé, a émis les avis suivants :

« 1° Que le service des automobiles, spécialement aménagées pour le transport des blessés et exclusivement affectées à leur évacuation, soit rapidement augmenté, jusqu'à concurrence de 60 par corps d'armée ;

« 2° Qu'il y a lieu de créer dans chaque armée, à raison d'une au minimum par corps d'armée, des formations sanitaires chirurgicales de l'avant, destinées au traitement opératoire d'urgence des blessés graves — formations qui seront, en période d'immobilisation, adjointes au groupe des ambulances organes

d'armée et dont les déplacements seront déterminés, au moment des besoins, par le commandement sur la proposition des médecins
d'armée ;

« 3° Que, dans la zone des armées, l'évacuation soit assurée: en période normale, par des
trains dits de ramassage quotidien ; en période
d'activité intensive, par des trains sanitaires
poussés en avant si possible, et par des trains de
ravitaillement quotidiens, en retour, pourvus
du personnel et du matériel suffisants ; que ces
derniers trains, dits de fortune, qui ne doivent
être employés que pour aider à des évacuations
intensives dans la zône des armées, soient toujours accompagnés d'un personnel médical,
infirmier, hospitalier, et appropriés dans les
conditions hygiéniques qui sont précisées ; —
qu'à partir de la voie régulatrice, l'évacuation
soit toujours effectuée, conformément au règlement, dans les trains sanitaires, à intercirculation partielle, dits semi-permanents, et
à intercirculation totale, des deux types adop-
tés par le bureau des chemins de fer : — que
les trains dits permanents, plus spécialement
aménagés, soient réservés aux blessés les plus
graves ; — que le nombre des trains destinés à
l'évacuation des blessés, bien que déjà augmenté considérablement, le soit encore dans la
mesure et dans les conditions qui ont été indiquées par le 4e bureau et le service de santé ; —
que, pour le service sanitaire des trains, la col
laboration d'équipes d'infirmières offertes pa
les sociétés de la Croix-Rouge soit acceptée
sous le contrôle absolu de l'autorité militair e
et qu'il soit fait également appel à des équipes
d'infirmières de l'assistance publique et des hôpitaux ;

« 4° Que la partie sanitaire des gares régulatrices soit, dans la mesure des possibilités militaires et des conditions indiquées par le bureau des chemins de fer, rapprochée du front, et que soit ainsi généralisée la pratique, déjà expérimentée avec succès, des régulatrices sanitaires ;

« 5° Que la décision ministérielle du 12 décembre 1914, aux termes de laquelle les chirurgiens de carrière doivent être répartis dans les formations sanitaires de l'armée, de telle façon que leur compétence reconnue soit utilisée au mieux des intérêts des blessés, reçoive partout une prompte application ; — que les médecins comme les chirurgiens du cadre de complément soient affectés à des postes militaires en rapport avec leurs compétences professionnelles et leur valeur scientifique ; — que les différentes spécialités soient réparties dans les formations où sont nécessaires les soins qui en ressortent ; — qu'il y a lieu d'organiser ou d'utiliser, dans chaque région de corps d'armée, des formations chirurgicales pour grands blessés de poursuivre dans la zone du territoire l'organisation de grands centres spécialisés, ayant à leur tête des médecins et chirurgiens compétents ; — qu'il importe de charger, dans chaque région de corps d'armée, des chirurgiens consultants d'inspecter les formations sanitaires ; et que les listes de chirurgiens, établies par le service de santé, soient l'objet d'une revision ;

« 6° Que les internes nommés au concours dans les villes de faculté et ayant douze inscriptions soient nommés aides-majors ou assimilés pour la durée de la guerre ;

« 7° Que les médecins civils, n'ayant jamais fait de service militaire, reconnus aptes au service armé qui, par application du décret du 12 novembre 1914, demanderont leur nomination au grade de médecin aide-major de 2ᵉ classe à titre temporaire, soient incorporés dans une section d'infirmiers et immédiatement employés comme médecins dans les formations sanitaires de la région, en attendant qu'il ait été statué sur leur demande régulière ;

« 8º Qu'un médecin ou chirurgien dentiste soit affecté, dans chaque régiment, au service dentaire ; qu'un essai d'automobile dentaire soit effectué dans un corps d'armée ; que dans la zone de l'intérieur, il y ait une utilisation intensive des écoles dentaires ; que les chirurgiens dentistes et, d'une manière plus générale, le personnel qualifié (pharmaciens, étudiants en médecine) qui n'ont pas encore reçu une destination médicale, forment le contingent des sections d'infirmiers militaires ;

« 9º Que la répartition actuelle des pharmaciens dont il n'y a pas lieu d'augmenter le cadre, soit modifiée de façon à donner satisfaction aux besoins reconnus ; et que les pharmaciens et étudiants en pharmacie en surnombre soient affectés aux sections d'infirmiers ;

« 10º D'une manière générale, en ce qui concerne les diverses affectations, que soit écartée toute considération qui ne serait pas rigoureusement conforme au bien du service ;

« 11º Que soit établie une liaison étroite entre le service de santé aux armées, le commandement en chef et le ministre ; — que des comptes rendus périodiques sur la situation et le fonctionnement du service de santé aux armées, soient adressés au ministre par le commandant en chef ou son représentant ; — que des missions techniques soient confiées à de hautes personnalités techniques envoyées aux armées pour renseigner le ministre sur le fonctionnement du service de santé et la situation sanitaire des armées; et que soit admis le principe de la mutation de médecins du territoire avec des médecins affectés aux armées, quand ceux-ci sont susceptibles de rendre des services beaucoup plus importants dans le territoire ;

« 12º Que l'instruction du 2 juin 1914 sur la vaccination antityphoïdique obligatoire dans l'armée, par application de la loi du 28 mars 1914, soit rappelée à tous les officiers du corps de santé, avec injonction de s'y conformer ; — que le livret individuel soit complété par un feuillet imprimé de vaccination antityphoïdique, semblable à celui qui porte la vaccination et la revaccination jennérienne ; — que, dans chaque région, fonctionnent une ou plusieurs équipes de vaccination, chargées d'appliquer dans leur intégrité les instructions du service de santé touchant les obligations légales du 28 mars 1914 ;

« 13º Que des instructions formelles soient données par le service de santé aux directions régionales, à tous les établissements chargés des approvisionnements, pour que ne subissent aucun retard les envois de médicaments, pansements, instruments et ustensiles divers réclamés par les médecins chefs, et que les négligences soient suivies de sanctions, à tous les degrés de la hiérarchie ;

« 14º Que les médecins chefs, avertis, une fois de plus, de la forme dans laquelle ils doivent faire leurs demandes, soient tenus pour personnellement responsables de leurs approvisionnements, quand ils n'auront pas fait leurs demandes en temps utile;

5

« 15° Que le fonctionnement administratif des formations sanitaires soit simplifié;

« 16° Que des formations spéciales soient, rigoureusement, affectées aux typhoïdiques et à tous les contagieux et qu'il ne soit fait, en aucun cas, exception à cette règle ;

« 17° Qu'il soit procédé à une classification plus rigoureuse des établissements hospitaliers, tant publics que privés, et qu'ils soient fréquemment inspectés ;

« 18° Que les blessés et les malades ne soient pas maintenus dans les établissements hospitaliers après leur guérison;

» 19° Que le costume des infirmières de la Croix-Rouge, dont le modèle sera déposé au ministère de la guerre, ait le caractère d'un uniforme légalement reconnu et que le port en soit interdit à toute femme n'appartenant pas à l'une des sociétés de la Croix-Rouge ; — que soient appliquées exactement cette mesure et ces dispositions de la loi du 24 juillet 1913 ; — que les inspections soient multipliées dans les hôpitaux de la Croix-Rouge ; — que le résultat en soit consigné par écrit, ainsi que cela se pratique dans les hôpitaux militaires, et qu'il soit communiqué aux sociétés intéressées qui pourront elles-mêmes consigner les observations à leurs représentants ; — qu'il soit établi, en dehors des livrets de chaque société, un livret individuel de la Croix-Rouge française, commun aux trois sociétés, sur la demande de chacune d'elles, pour tout son personnel sans exception ; — que l'article 7 du décret du 2 mai 1913 soit modifié à l'effet de confier à une section permanente de la commission supérieure des sociétés d'assistance le soin d'établir ce livret et des fiches individuelles y correspondant

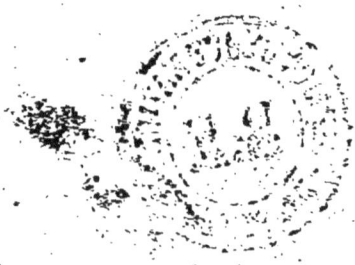

et « droit de prononcer des radiations dans des conditions à déterminer par le nouveau décret;

« 20° Que le ministre de la guerre rappelle les commandants des dépôts d'éclopés à l'exacte exécution des dispositions de l'instruction du grand quartier général en date du 17 décembre 1914; — qu'il prenne toutes les mesures propres à provoquer de la part des commandants des dépôts et à faciliter les ouvertures de crédits pour toutes les installations nécessaires dans ces dépôts; — que ceux des dépôts qui peuvent être réglementairement annexés aux hôpitaux de contagieux ne reçoivent jamais d'éclopés. »

Telles sont, monsieur le ministre, les conclusions que la commission, répondant à l'appel que vous lui avez adressé, a l'honneur de soumettre aujourd'hui à votre examen et, elle l'espère, à votre haute approbation.

La commission ne considère pas comme achevée la tâche que vous lui avez proposée. Les mesures qui sont énumérées dans ce rapport, améliorations et perfectionnements que vous aviez invité la commission à rechercher et dont la nécessité lui est apparue, ne sont pas les seules sur lesquelles son attention ait été appelée. Il en est d'autres encore, qui sont peut-être moins urgentes, qui ne sont pas moins importantes. La commission continuera à s'efforcer de dégager les solutions les plus rationnelles et les plus pratiques de toutes les questions qui appellent son examen.

Veuillez agréer, monsieur le ministre, les assurances de mon profond respect.

Le rapporteur de la commission,
JOSEPH REINACH.

Paris.— Imp. des *Journaux officiels*, 31, quai Voltaire.

www.ingramcontent.com/pod-product-compliance
Lightning Source LLC
Chambersburg PA
CBHW071753240925
PP17089400001B/35